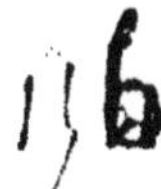



Dr J. LABAUME

# DE L'EXCISION

## DES

# Hémorrhoïdes

## par la Méthode de Whitehead

Imp. des Facultés, Lyon
rue Cavenne, 20
1898

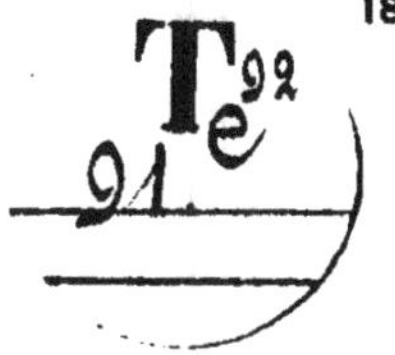

# DE L'EXCISION

## DES

# HÉMORRHOIDES

### PAR LA

## MÉTHODE DE WHITEHEAD

# DE L'EXCISION

## DES

# HÉMORRHOIDES

## par la Méthode de Whitehead

PAR

## Le Docteur Joseph LABAUME

Ex-Interne de l'Hôpital de Bône (Algérie)

LYON

IMPRIMERIE DES FACULTÉS

20, Rue Cavenne, 20

1898

# DE L'EXCISION
## DES
# HÉMORRHOÏDES
### *par la Méthode de Whitehead*

## INTRODUCTION

Pendant longtemps les hémorrhoïdes furent considérées comme ayant une influence salutaire sur toutes sortes d'affections. Hippocrate les considérait comme bonnes et utiles pour les mélancoliques et les aliénés, et comme une protection contre la pleurésie et la péripneumonie. Pourquoi nous en étonner, quand nous voyons tout le crédit dont jouissaient à cette époque la saignée et les émonctoires?

Actuellement, on est loin de considérer les hémorrhoïdes comme des agents thérapeutiques, et Bodenhamer a dit avec raison : « que si dans une maladie, le médecin n'a pour placement de ses espérances que les hémorrhoïdes de son malade, le cas est désespéré. »

Bien plus, depuis longtemps déjà un grand nombre de chirurgiens se sont évertués par tous les moyens à trouver un traitement efficace à cette affection. Les tentatives de beaucoup d'entre eux n'ont pas donné tous les résultats qu'ils pensaient en retirer. C'est qu'en effet, à une époque, on avait à lutter contre l'infection purulente qui, selon l'expression d'Ozenne, guettait à la porte.

Depuis que l'antisepsie a modifié d'une façon radicale les conditions de la chirurgie, le traitement des hémorrhoïdes s'est trouvé lui-même transformé. Les anciennes méthodes, comme la ligature, la cautérisation, sont devenues d'une bénignité absolue, tandis que d'autres méthodes plus complètes ont tenté de se faire jour. C'est ainsi qu'est née la méthode de l'excision qui fait l'objet principal de notre thèse.

Mais avant d'entrer en matière, il faut nous expliquer sur un point qui pourrait soulever des discussions. On a parlé de cure radicale des hémorrhoïdes, et plus d'un chirurgien a prôné la méthode de l'excision avec l'espérance de voir disparaître, définitivement et pour toujours, non seulement les accidents dus aux hémorrhoïdes, mais la maladie elle-même.

Il nous paraît encore difficile actuellement de nous prononcer sur ce terme de cure radicale. La méthode de Whitehead est trop récente pour que l'on puisse encore juger de ses effets éloignés. Tout ce qu'il est possible de dire aujourd'hui, en attendant que l'observation des faits tranche complètement la question, c'est qu'on ne peut affirmer l'impossibilité d'une guérison radicale des hémorrhoïdes.

Ceux qui soutiennent l'impossibilité de la cure radicale se fondent, en effet, sur une question de pathogénie qui est loin d'être démontrée. Pour eux, les hémorrhoïdes étant le résultat d'une phlébite d'origine dyscrasique, l'opération peut bien supprimer quelques veines, mais comme il en reste toujours, elle ne met pas sûrement à l'abri de la récidive. Cette théorie est très soutenable, et le jour où elle serait démontrée,

Il ne faudrait plus parler de cure radicale des hémorrhoïdes.

Mais les conceptions pathogéniques actuelles paraissent faire plutôt des hémorrhoïdes une affection locale dont la relation avec l'état général est douteuse. Quénu [1], après avoir montré que le siège des hémorrhoïdes n'est pas dans les grosses veines, mais dans les petits ramuscules veineux qui sont à leur origine, conclut que la phlébite, cause des hémorrhoïdes, doit être bien souvent le résultat d'une infection directe produite à la suite d'une éraillure de la muqueuse dans le canal anal.

Une autre théorie développée en Allemagne fait aussi des hémorrhoïdes une affection locale en les considérant comme de véritables angiomes. Virchow, Ziegler, Kœnig, Strumpell soutiennent cette théorie qui vient d'être récemment l'objet des recherches de M. Reinbach [2]. Cet auteur a trouvé dans quinze cas d'hémorrhoïdes des néoformations vasculaires, ayant le caractère d'un véritable néoplasme, qui ferait des hémorrhoïdes des angiomes et non pas de simples varices. Dans cette hypothèse encore il serait permis de penser à la possibilité de la cure radicale des hémorrhoïdes. Mais cette question est en somme secondaire, et si nous avons cru utile de poser les termes du problème, nous ne chercherons pas à le résoudre. Nous allons nous placer sur le terrain des faits et voir quels sont les résultats immédiats et lointains de l'extirpation des hémorrhoïdes.

(1) Quénu. Bulletin de la Société anatomique, Paris, 1892, t. VI.
(2) Reinbach. Beiträge zur Klinischer Chirurgie, XIX, 1.

Avant d'aller plus loin, qu'il nous soit permis de remercier M. le professeur Fochier de l'honneur qu'il a bien voulu nous faire en acceptant la présidence de notre thèse.

C'est à M. le docteur Nové-Josserand, chirurgien des hôpitaux, que nous devons l'idée première de ce travail. Après nous avoir prodigué ses précieux conseils, qui nous ont aidé puissamment dans l'accomplissement de notre tâche, il a bien voulu mettre à notre disposition les observations des malades opérés par lui, ainsi que la technique complète de son procédé : nous le prions d'agréer ici l'assurance de notre profonde gratitude.

M. le professeur agrégé Siraud, après nous avoir fourni une observation, a daigné accepter de faire partie de notre jury de thèse, nous l'en remercions vivement.

Que M. le docteur Adenot, ainsi que M. le docteur Rioblanc, répétiteur à l'école du Service de Santé militaire, et M. le docteur Sieur, professeur agrégé au Val-de-Grâce, veuillent bien recevoir l'expression de notre reconnaissance pour les observations qu'ils nous ont communiquées.

Enfin, pendant notre année d'internat à l'hôpital de Bône, nous avons pu apprécier l'enseignement pratique de MM. les docteurs Sylve et Boude, qu'ils nous permettent de leur assurer que nous en garderons longtemps le souvenir.

# CHAPITRE PREMIER

## DES DIVERS PROCÉDÉS OPÉRATOIRES

### EMPLOYÉS DANS LE

## TRAITEMENT DES HÉMORRHOIDES

Les procédés opératoires imaginés en vue du traitement des hémorrhoïdes sont en nombre considérable.
Nous ne voulons pas les passer tous en revue; notre
but est d'indiquer simplement ceux qui sont encore en
faveur de nos jours et de les comparer aux différents
procédés dits d'excision ou plutôt d'extirpation suivie de
sutures, comme Whitehead l'a montré depuis quelques
années.

Nous ne dirons rien de l'énucléation, de la torsion et
de l'excision simple, anciennement employées et que
leurs graves inconvénients tels que : phlébite suppurée,
hémorrhagies secondaires, infection purulente, ont fait
justement abandonner. Nous passerons également
sous silence l'écrasement linéaire de Chassaignac qui
n'est plus employé maintenant et dont un des graves
inconvénients était le rétrécissement de l'anus, sans
en excepter ceux dont nous avons parlé plus haut.

Les procédés que nous allons décrire et que nous discuterons plus tard au chapitre des indications, sont :

La cautérisation ;

La ligature ;

La dilatation forcée du sphincter ;

### CAUTÉRISATION

La cautérisation est une des méthodes les plus anciennes. Au commencement de ce siècle, Boyer [1] fut un de ses plus ardents défenseurs et parmi ceux qui l'employèrent plus tard, nous trouvons les noms célèbres de Nélaton, Denonvilliers, Gosselin [2]. Les procédés de cautérisation sont des plus variés, et après la cautérisation ignée de Boyer, la cautérisation superficielle de Demarquay, et la cautérisation profonde à l'aide de caustiques solides, nous en arrivons aux seules méthodes employées de nos jours. Ce sont en premier lieu : la cautérisation ignée interstitielle, et le fer rouge combiné avec l'excision et l'étranglement par un clamp ; en second lieu, les cautérisations liquides.

**Cautérisation ignée interstitielle.** — Gosselin [3] et Verneuil l'ont employée dans un grand nombre de cas. Elle consiste à introduire la pointe du thermocautère dans l'épaisseur des bourrelets hémorrhoïdaires. Cette ignipuncture n'est applicable qu'à des tumeurs peu volumineuses ; Gosselin s'en servait exclusivement dans ces cas, évitant ainsi les accidents

[1] Boyer. Bulletin de thérapeutique, 1847.
[2] Gosselin. Leçons sur les hémorrhoïdes, Paris 1866.
[3] Gosselin. Clinique chirurgicale de la Charité, 1870.

graves qui résultaient souvent de la cautérisation immodérée de Boyer. Mais nous verrons plus tard en parlant de la cautérisation en général qu'elle n'est pas sans danger.

**Fer rouge combiné avec l'excision et l'étranglement par un clamp.** — Ce procédé est actuellement très en faveur auprès des chirurgiens anglais ; chez nous il est également très employé, surtout depuis l'invention de l'ingénieux instrument de M. Richet. Vincent ([1]) dans le dictionnaire encyclopédique des Sciences médicales, en donne une bonne description. Dans ce procédé mixte, il faut s'attacher, afin de prévenir l'hémorrhagie et les rétrécissements ultérieurs, à ménager le plus possible la muqueuse, il ne faut enlever que les bourrelets saillants. C'est dans ce but qu'ont été inventés de nombreux modèles de clamps plus ou moins ingénieux. La voie étant ouverte avec un speculum dilatateur, la tumeur est saisie et attirée à l'extérieur, on la tord légèrement afin de la pédiculiser le plus possible, puis on l'étrangle entre les mors d'un clamp. L'excision de la tumeur hémorrhoïdaire est ensuite pratiquée au bistouri ou aux ciseaux, puis avec un fer rouge on dessèche la surface d'excision jusqu'à ce qu'on n'aperçoive plus de suintement sanguin sur la plaie, à mesure qu'on relâche la striction du clamp.

Ce procédé est excellent, il est surtout très rapide. Le procédé de M. Richet ([2]) en diffère peu, mais il a un

(1) Vincent. Dict. encyclopédique des sc. médic., t. XIII, 4e série.
(2) Langot, thèse de Paris, 1883.

avantage : il limite l'action du feu et, il est d'une plus grande simplicité.

En voici la technique. Après dilatation préalable, afin de rendre les masses procidentes et de se donner du jour, la muqueuse est érignée à la pince à deux ou trois centimètres de l'anus, et attirée au dehors. Le paquet hémorrhoïdaire pédiculisé au moyen d'un clamp placé parallèlement à l'axe rectal est saisi entre les mors de la pince à volatilisation, rougie à blanc. Grâce à ces précautions et à la condition de laisser entre chaque application du fer rouge une bande de tissu sain, on n'aura pas de rétrécissement. Ce procédé convient surtout aux tumeurs hémorrhoïdaires peu développées.

**Cautérisations liquides.**— Houston (¹) traita le premier les hémorrhoïdes par les cautérisations liquides. Gosselin est un de ceux qui ont le plus employé ce procédé et a contribué beaucoup à la faveur dont il a joui pendant de nombreuses années. On sait que ce chirurgien employait de préférence l'acide azotique monohydraté. Disons que ce procédé n'est plus guère mis en pratique et qu'on lui préfère actuellement les *Injections caustiques* parenchymateuses. Cette dernière méthode est, il est vrai, peu connue chez nous. Les américains l'emploient beaucoup ; et Kelsey (²) en particulier s'en est servi avec succès sur plus de 200 malades. Ce chirurgien donne la préférence à l'acide phénique en solution à 50 pour 100. Il dit avoir revu

(1) Houston. Dublin, Journ. of. méd. Sc., 1843, T. LVII.
(2) Kelsey, New-York medical journal, 1882, T. XXXVI.

plusieurs de ses malades et aucun ne présentait de récidive.

LIGATURE

Cette opération est très recommandée par la plupart des chirurgiens anglais ; Curling, Fergusson, Allingham l'emploient de préférence à tous les autres procédés et ne comprennent pas qu'on puisse en employer d'autres.

Voici comment procède Allingham : La tumeur hémorrhoïdaire est attirée et pédiculisée ; d'un coup de ciseau donné parallèlement à l'axe du rectum on la sépare du tissu sous-muqueux, puis elle est liée à sa base. Les ligatures mettent dix à douze jours à tomber et laissent après elles une petite plaie.

Bodenhamer [1] fait la ligature en plusieurs séances, il ne lie jamais plus d'un bourrelet chaque fois ; il se sert d'un fil de soie serré juste assez pour suspendre la circulation ; il ne comprend pas tout le nodule dans la ligature et il en laisse une partie qui s'élimine d'elle-même. Les gros nodules sont liés en plusieurs fois, on passe une aiguille courbe munie d'un fil double un peu au-dessus de la base de la tumeur, et chaque fil est serré séparément. Il faut inciser la peau ou le tissu mucoso-cutané dans le point où la ligature doit être placée afin de la rendre moins douloureuse.

D'autres auteurs ajoutent l'excision à la ligature. Kirlac [2], applique à la base de la tumeur une série de ligatures passées avec l'aiguille de Reverdin, chacune

<hr>

(1) Bodenhamer. New-York med. Record, 1880.
(2) Kirlac. Arch. comm. méd., n° 0, 1888.

de ces anses enserrant environ un centimètre du pédicule et empiétant sur la moitié du territoire de chaque ligature voisine. L'ensemble forme une couronne de sutures subintrantes comprenant la totalité du pédicule de la tumeur. Les ligatures placées, il ne reste plus qu'à sectionner la tumeur au ras des fils.

Mais nous savons que la ligature, comme la cautérisation, a l'inconvénient de laisser une plaie ouverte dans le rectum. M. Quénu a pu, dans quelques cas assez restreints, où il ne s'agissait que de petites tumeurs hémorrhoïdaires isolées et tout à fait circonscrites, modifier heureusement ce procédé. Il pédiculise les hémorrhoïdes comme Allingham, puis il suture la solution de continuité causée par la formation du pédicule ; les deux lèvres de la plaie sont rapprochées de façon qu'il ne passe plus au travers que le pédicule de l'hémorrhoïde, absolument comme le pédicule d'une hystérectomie abdominale passe à travers les parois suturées de l'abdomen. Cette modification aurait l'avantage de diminuer les chances d'infection.

### DILATATION FORCÉE

Ce mode de traitement est aujourd'hui d'une application courante ; nous nous contenterons de le décrire ici, nous réservant de le discuter au chapitre III.

Récamier [1] employa le premier la dilatation forcée du sphincter pour le traitement des fissures annales ; puis plus tard MM. Gayet de Lyon et Fontan de Toulon s'en servirent dans la cure des hémorrhoïdes. A peu près à

(1) Récamier. Thèse de Paris, 1800.

la même époque, Verneuil l'employa dans le même but et inspira la thèse de Cristofari[1]. Depuis, de nombreux mémoires sont venus compléter l'étude de cette méthode qui, par sa facilité d'exécution et le peu de risques qu'elle fait courir au malade, est employée par presque tous les chirurgiens.

La dilatation a été pratiquée de manières très diverses. On se sert habituellement de l'anesthésie générale ; mais il faut savoir que, dans ces conditions, l'anesthésie doit être poussée très profondément et qu'elle présente malgré tout une certaine gravité à cause des syncopes qui ont été assez souvent observées. Aussi quelques chirurgiens se contentent-ils de l'anesthésie locale à la cocaïne. On place dans le rectum un tampon imbibé de cocaïne à 1 pour 100 et on fait dans la région périanale cinq ou six injections de 1 centigramme de la même solution.

En ce qui concerne l'opération elle-même, les uns préfèrent se servir des doigts, d'autres ont recours aux instruments. Dans la méthode digitale on introduit un doigt puis deux et alors avec les index des deux mains, on exerce une traction progressive en faisant une sorte de massage forcé du sphincter jusqu'à ce que l'on sente que sa résistance soit vaincue.

Différents dilatateurs ont été imaginés pour remplacer les doigts ; on se sert des dilatateurs d'Ambroise Paré, de Trélat, de Nicaise. Nous pensons que la méthode digitale qui permet toujours de déployer une

_________________

(1) Cristofari. Thèse de Paris, 1875.

J. Labaume.

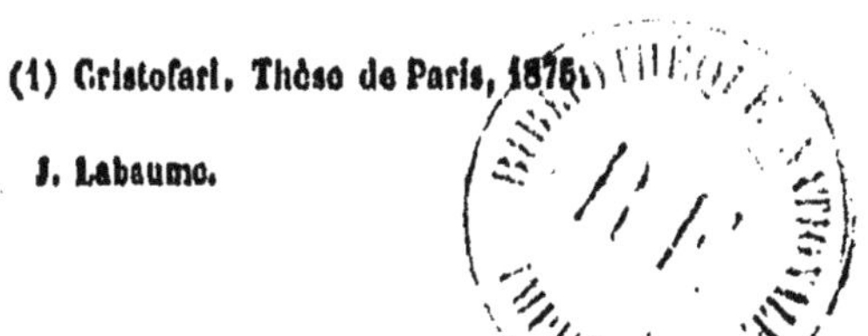

2

force suffisante en se rendant bien compte de l'effort qu'on donne et des effets qu'on produit est infiniment plus simple et moins dangereuse.

Hartmann a étudié sur le chien les résultats expérimentaux de la dilatation de l'anus; il a vu que les lésions anatomiques produites sont insignifiantes et qu'au bout de quelques heures la tonicité du sphincter était déjà en grande partie retrouvée. En clinique, on observe une incontinence des matières passagère et, au bout de quelques jours, tout est rentré dans l'ordre.

# CHAPITRE II

## DE L'EXCISION SUIVIE DE LA SUTURE
## de la muqueuse à la peau

### (MÉTHODE DE WHITEHEAD)

C'est à Whitehead, chirurgien de Manchester, que revient l'honneur d'avoir appliqué le premier au traitement des hémorrhoïdes la méthode de l'excision suivie de la suture de la muqueuse rectale à la peau. Il en parla pour la première fois en 1882 (¹); mais ce ne fut que plus tard, après avoir modifié quelque peu le manuel opératoire, qu'il en donna une description complète dans le *British Medical Journal* de 1887(²).

Voici de quelle manière l'auteur décrit son opération :

1° Le patient convenablement préparé, et sous l'influence complète de l'anesthésie, est placé sur une table haute et étroite, dans la position de la taille, et maintenu dans cette position par deux aides ou par l'appareil de Clover ;

(1) Whitehead, British Medical Journal, 1882, t. 1, p. 148.
(2) Whitehead, British Medical Journal, 1887, t. 1, p. 149.

2° Le sphincter est entièrement paralysé par la dilatation digitale, ce qui permet le prolapsus de la muqueuse et des paquets hémorrhoïdaires ;

3° Au moyen d'un bistouri la muqueuse est divisée à son union avec la peau et tout autour de la circonférence de l'anus ; il faut suivre attentivement les moindres replis cutanés ;

4° Le sphincter externe et le sphincter interne sont ensuite découverts par une rapide dissection ; les hémorrhoïdes sont séparées de la couche celluleuse à laquelle elles adhèrent ; la muqueuse est également décollée, et, après avoir sectionné au moyen des ciseaux les quelques points résistants, le tout est ensuite ramené au-dessous de la ligne d'incision ;

5° La muqueuse est alors coupée transversalement au-dessus des hémorrhoïdes et le bord libre de la muqueuse est attaché à mesure qu'on l'incise, au bord libre de la peau, par un nombre suffisant de sutures. L'anneau complet de la muqueuse qui porte les hémorrhoïdes est ainsi complètement séparé. Les vaisseaux saignants pendant l'opération sont tordus au moment de leur section.

Après cette brève description, l'auteur ajoute quelques détails complémentaires que nous allons rapidement résumer. Il explique sa préférence pour la position de la taille, avec les jambes fléchies sur les cuisses et les cuisses sur le bassin, car celle-ci soulèvent le bassin en entier et donnent au chirurgien une vue plus étendue sur le champ opératoire.

Il n'emploie pas d'instruments pour la dilatation. Non seulement, d'après lui, ils favorisent la production d'eschares qui compromettraient le résultat final de l'opération, mais ils exposent surtout aux ruptures et à l'incontinence future. Car la résistance qu'offre le sphincter ne peut être que très imparfaitement appréciée et la dilatation ne peut être réglée minutieusement. Aussi emploie-t-il invariablement la dilatation digitale. Avec les doigts la pression peut et doit être distribuée tout autour de la circonférence de l'intestin, de sorte que le sphincter est uniformément dilaté et non déchiré. « Si le sphincter, dit-il, est très résistant, « j'introduis dans le rectum mes deux index ou bien « mes deux pouces et je pétris en quelque sorte les « fibres musculaires ; mais si le sphincter offre une « certaine laxité, je me contente de passer graduelle- « ment mes doigts rangés en forme de cône, autant « qu'il est nécessaire. » Si on agit avec prudence, le sphincter ne tarde pas à reprendre ses fonctions.

Il vaut mieux commencer l'incision circulaire et la dissection de la muqueuse par la partie postérieure, on évitera ainsi l'envahissement du champ opératoire par le sang et la dissection sera plus facile. Il faut avoir soin de ne pas sacrifier de peau, ce détail a son importance à cause du rétrécissement qui pourrait se produire ultérieurement.

Les adhérences qui unissent la muqueuse et les hémorrhoïdes au sphincter sont tellement minces qu'on peut se servir des ciseaux fermés ou simplement des doigts pour vaincre les résistances. L'hémorrhagie n'est pas à redouter pendant toute cette phase de l'opération à cause de la disposition des artères du rectum qui sont situées immédiatement au-dessous du revêtement muqueux, et non dans le tissu lâche qui sépare celui-ci du sphincter. Mais elles sont forcément coupées au moment où on incise transversalement la muqueuse juste au-dessus des hémorrhoïdes. C'est pour cela qu'il est prudent de n'inciser que graduellement et de tordre chaque vaisseau dès qu'il est coupé. Les vaisseaux ne donnant plus, avant de continuer l'incision transversale, il faut suturer le bord libre de la muqueuse à la peau, et ainsi de suite jusqu'à ce que la circonférence de la muqueuse soit entièrement suturée à la peau. On obtient invariablement par ce moyen une réunion par première intention. Il ajoute que la torsion seule suffit dans tous les cas pour assurer l'hémostase, et que les ligatures peuvent du reste être arrachées par les contractions de l'intestin, ou ulcérer le vaisseau à l'endroit où elles le compriment.

En somme, d'après lui, on n'a besoin de prendre aucune précaution extraordinaire, et l'excision des hémorrhoïdes ne sort pas du cadre de la chirurgie ordinaire.

Les sutures sont faites à la soie phéniquée. Jamais il n'emploie de fils métalliques qui peuvent occasionner aux malades de vives douleurs quand on les retire, tandis que les fils de soie tombent d'eux-mêmes.

Suppositoire à la belladone; insufflation d'iodoforme, et sur le tout application d'un tampon de charpie enduit de vaseline, maintenu en place par un bandage en T. Chez les sujets nerveux on place une petite vessie de glace sur l'anus. Les malades gardent le lit de deux à huit jours; ils peuvent s'asseoir au bout de quatre à cinq jours et reprendre leur travail dans la quinzaine.

Chez quelques malades, on a noté de la rétention d'urine : mais, en tout cas, elle est tout à fait fugace : et Whitehead déclare n'avoir eu recours au cathéter qu'une seule fois, et encore c'était dans un cas qui doit être mis sur le compte d'un autre médecin qui avait voulu se servir de cet instrument d'une façon un peu prématurée, et qui confessait, du reste, sa maladresse. « Mon opinion, termine-t-il, c'est que cette « petite complication est beaucoup plus rare après « l'excision telle que je la pratique, qu'avec les autres « opérations qui ont en vue le traitement des hémor- « rhoïdes. »

La méthode de Whitehead a été employée, en France, par un certain nombre de chirurgiens, qui presque tous ont été amenés à modifier, dans un sens ou dans l'autre, la technique du chirurgien de Manchester. Nous allons maintenant résumer les points essentiels des modifications proposées par MM. Delorme, Quénu, Reclus et Picqué. Nous décrirons ensuite le procédé qui a été employé par M. Nové-Josserand dans la majorité des observations qui font le sujet de notre thèse.

### MANUEL OPÉRATOIRE DE M. DELORME

Le manuel opératoire employé par M. Delorme diffère peu de celui que nous venons de décrire. Au début de ce chapitre nous disions que Whitehead avait, en 1882, publié un premier procédé qu'ensuite il modifia légèrement. C'est de ce premier procédé que M. Delorme s'est inspiré ; mais, selon M. Martin (¹), son élève, il a rajeuni le procédé et en en précisant les moindres détails se l'est, en quelque sorte, approprié.

Nous n'insisterons pas sur la préparation du malade, dont nous aurons à reparler tout à l'heure, à propos du procédé de M. Nové-Josserand. Les deux premiers temps de l'opération : dilatation du sphincter et incision circulaire de la muqueuse n'offrent rien de particulier. M. Delorme insiste particulièrement sur le décollement de la muqueuse. Il s'arrête d'habitude au bord supérieur du sphincter interne. Toutefois il ne voit aucun inconvénient à remonter à un centimètre ou un centimètre et demi au-dessus quand il constate que la muqueuse est altérée au-dessus des limites du bord supérieur du sphincter ; car il faut chercher surtout à avoir un manchon muqueux résistant pour que les fils ne le coupent pas.

Voici maintenant où se place la modification de M. Delorme. Le décollement du manchon muqueux étant effectué, on l'attire au dehors avec des pinces, mais au lieu de le sectionner entièrement et transversalement, comme fait Whitehead dans son nouveau procédé, on le coupe longitudinalement en quatre parties bien égales, qui rabattues forment quatre ailerons. Les sections sont faites aux extrémités de deux diamètres antéro-postérieur et latéro-latéral de l'anus. On les exécute après l'application de deux pinces hémostatiques placées de chaque côté du point où doit porter l'incision. Ces pinces saisissent la muqueuse entre leurs mors jusqu'à quelques millimètres du sommet

(1) Martin, thèse de Paris, 1893.

du manchon rectal. La muqueuse est coupée avec les ciseaux entre les deux pinces, et quand les quatre ailerons sont ainsi formés, huit pinces à forcipressure pendent encore à l'orifice anal. Ces ailerons sont : deux antérieurs et deux postérieurs.

La création de ces ailerons occasionne souvent une petite hémorrhagie. Ces sections faites, l'opérateur place alors quatre fils de soie en anse à quelques millimètres en arrière de la terminaison de chaque incision longitudinale. Ces fils qui prennent appui sur la peau et sur la muqueuse sont des fils de sûreté qui ne risquent pas, comme les fils à points passés, d'ulcérer la muqueuse et qui résisteront sûrement aux efforts de traction du releveur de l'anus.

Ces fils sont appliqués de la manière suivante : l'aide, saisissant les pinces placées de chaque côté de la section médiane supérieure, attire le manchon muqueux. L'une des deux aiguilles montées sur le même fil de soie traverse la muqueuse de dedans en dehors, à quelques millimètres en arrière de la ligne d'incision et au-dessus des pinces, puis elle perfore la peau en un point symétrique. La deuxième aiguille reproduit la même manœuvre, et les deux bouts du fil sont noués sur la peau. Les autres fils en anse sont disposés de la même façon à la base de la section médiane postérieure et à la base des sections latérales. C'est une suture profonde qui renforce considérablement les sutures superficielles.

Quand les fils de la suture profonde ont été solidement serrés, le chirurgien, attirant l'aileron avec les pinces placées sur ses bords, traverse avec cinq à six fils la peau à trois ou quatre millimètres en dehors de la section. Ces fils pénètrent la muqueuse de dehors en dedans en des points symétriques à trois ou quatre millimètres en deçà du point où celle-ci sera réséquée. Les fils étant étendus, l'opérateur résèque la muqueuse aux ciseaux ou au bistouri.

On procède de la même manière pour les trois autres ailerons.

### Procédé de M. Quénu

M. Quénu, trouvant que l'affrontement de la muqueuse à la peau ne se fait pas sans un notable tiraillement du lambeau muqueux et que les fils ont une certaine tendance à le couper, a cherché à conserver cette muqueuse en entier, au lieu d'en réséquer une partie comme faisait Whitehead.

Voici la description de son procédé (1). On dilate le sphincter comme dans les autres procédés. Ensuite, après avoir tracé à l'union de la peau et de la muqueuse une incision circonscrivant la demi-circonférence de l'anus, on détache la muqueuse avec les ampoules hémorrhoïdaires de la couche sous-muqueuse aussi haut que possible. Ceci fait, l'index est introduit dans le rectum pour y guider l'opérateur, et on excise avec de fins ciseaux courbes toutes les ampoules hémorrhoïdaires sans enlever aucune portion de la muqueuse. C'est là une pratique facile, même dans les cas où les tissus sous-muqueux sont sclérosés, puisqu'on ne dissèque pas, mais qu'on ébarbe les bourrelets hémorrhoïdaires.

(1) Delestang, thèse de Paris, 1894.

Lorsque la muqueuse est ainsi nettoyée, débarrassée des paquets hémorrhoïdaires, curetée en quelque sorte à sa face profonde, au lieu de la réséquer comme fait Whitehead, on la réapplique aux couches sous-jacentes et son bord libre est alors suturé à l'incision cutanée, avec du crin de Florence.

Ainsi, dans le procédé de M. Quénu, les deux lèvres de la plaie viennent en quelque sorte s'accoler naturellement l'une à l'autre ; dans certains cas même muqueuse peut paraître trop longue et on serait tenté d'en réséquer une partie, mais il faut s'en abstenir, car la muqueuse de lâche qu'elle était au moment de l'opération se rétracte dans les jours suivants, et le bourrelet qu'elle formait au dehors disparaît rapidement.

Jusqu'ici l'opération n'a porté que sur la demi-circonférence du rectum ; on procède alors de la même manière sur l'autre segment.

On met dans le rectum, comme pansement, un ou deux tampons iodoformés qui sont surtout destinés à faire de la compression et à tenir la muqueuse appliquée sur les parties sous-jacentes.

### Procédé de M. Reclus

M. Reclus emploie ce procédé depuis 1887. Voici en quoi il consiste [1] : « Après la dilatation préalable de l'anus par le spéculum de Trélat, je saisis avec une pince à pédicule droite et à mors étroits les hémorrhoïdes procidentes, d'abord d'un côté de l'anus, le

[1] Reclus. Bulletin de la Société de chirurgie, 1892.

droit par exemple, et je sectionne ce bourrelet au bistouri ou mieux avec des ciseaux courbes.

« En général, au fur et à mesure que l'on coupe, la muqueuse s'échappe des mors de la pince et tend à remonter plus ou moins haut vers l'ampoule ; aussi je la prends avec des pinces à forcipressure en l'étreignant surtout au niveau des points où saignent les vaisseaux, afin d'obtenir une hémostase provisoire. Puis la section terminée, je juxtapose peau et muqueuse et je suture au crin de Florence.

« Reste le bourrelet du côté gauche : je le saisis de la même manière que celui du côté droit avec une pince à pédicule ; avec deux si le volume du paquet variqueux est trop considérable, puis je coupe et je suture. J'ai donc laissé en avant et en arrière de la marge de l'anus un segment de peau et de muqueuse non excisé et qui suffit amplement à éviter toute rétraction cicatricielle. Je m'arrange d'ailleurs à ménager les téguments au point où les hémorrhoïdes sont le moins accusées.

« Aussi la pince ne saisit pas toujours le bourrelet dans une direction antéro-postérieure ; elle peut être transversale ou oblique si les varices sont moins abondantes sur les côtés qu'en avant et en arrière de l'orifice anal.

« La suture qui juxtapose la peau et la muqueuse pour obtenir la réunion, assure aussi l'hémostase. Je me contente donc pour tout pansement de mettre dans le trajet anal et remontant jusqu'à l'ampoule, une mèche de gaze iodoformée, maintenue par un bandage en T. »

### Procédé de M. Picqué

La technique opératoire de M. Picqué (¹) diffère très peu de celle de Whitehead. Aussi serons-nous très bref dans sa description.

Quand la dilatation est terminée, on fixe la muqueuse avec de petites pinces à griffes, qui rappellent en petit la pince de Museux. La muqueuse est saisie à son union avec la peau dans quatre points diamétralement opposés. Ces pinces ont l'avantage de ne pas déraper ; on ne saurait trop les recommander dans cette opération, car elles favorisent la dissection de la muqueuse et permettent ensuite de l'attirer mieux en bas.

M. Picqué insiste sur l'incision. Doit-on la faire à l'union de la peau et de la muqueuse ou bien un peu en dehors ? Après bien des tâtonnements, ce chirurgien a reconnu qu'il était avantageux de faire porter l'incision à cinq ou six millimètres au-dessus de cette union cutanéo-muqueuse. Cette incision ne doit intéresser que la peau.

Après avoir disséqué la muqueuse le plus haut possible, ce qui rend l'abaissement plus facile et diminue la rétraction, M. Picqué, avant de couper transversalement la muqueuse, a l'habitude de placer quatre points de suture diamétralement opposés, qui retiennent la muqueuse et facilitent la suite de la suture. Les points de suture sont faits aux crins de Florence et afin d'éviter qu'ils n'occasionnent quelque douleur au malade on leur laisse une certaine longueur.

(1) Ané, thèse de Paris, 1897.

Ces fils non coupés sont ensuite réunis en deux fais-
ceaux.

### PROCÉDÉ DE M. NOVÉ-JOSSERAND

1° *Préparation du malade.* — Six à huit jours avant
l'opération, le malade est purgé, et, à partir de ce moment, il est mis à une diète lactée absolue. La veille
de l'opération il prend un grand bain, puis il est
purgé; l'évacuation complète du rectum est assurée
par de larges irrigations données sous forme de lavements dans la soirée de la veille et dans la matinée du
jour même de l'opération.

2° *Opération.* — Après asepsie, par les méthodes
habituelles, de la région anale, le malade est mis en
position de la taille, les cuisses fortement relevées. On
fait d'abord la dilatation digitale de l'anus; dès qu'elle
est suffisante les hémorrhoïdes deviennent d'elles-
mêmes procidentes et se présentent au chirurgien.

Pour se prémunir contre l'irruption des matières
fécales pendant l'anesthésie, un gros tampon de gaze est
introduit dans le rectum au-dessus des hémorrhoïdes
et laissé en place pendant toute l'opération. On place
alors quatre pinces-érignes sur la limite supérieure
des hémorrhoïdes, au point où la muqueuse se présente avec sa couleur rosée normale.

On va maintenant procéder de la façon suivante.
Les pinces-érignes, placées aux quatre points cardi-
naux de la circonférence du rectum, délimitent quatre
masses hémorrhoïdaires distinctes qui seront abordées
isolément. Il faut commencer par la plus inférieure
pour être moins gêné par le sang. Avec des ciseaux

courbes on incise transversalement la muqueuse immédiatement au-dessus du premier paquet ou paquet inférieur. L'hémostase est assurée aussitôt par quelques pinces à demeure ; puis par deux incisions longitudinales, l'une à droite, l'autre à gauche, on sépare ce paquet inférieur du reste de la masse hémorrhoïdaire. Il ne reste plus alors qu'à attirer le paquet au dehors et à le disséquer de son extrémité rectale vers son extrémité anale.

Les incisions latérales et cette dissection elle-même donnent relativement peu de sang, parce que l'hémostase est assurée par la première incision qui coupe les vaisseaux de qui dépendent les masses hémorrhoïdaires.

Pendant toute la dissection du paquet qui doit être faite à petits coups de ciseaux et en se rendant bien compte de ce que l'on coupe, il faut se préoccuper surtout du sphincter externe que l'on doit rechercher et disséquer avec le plus grand soin. On termine en sectionnant transversalement la peau de la région anale au niveau de l'extrémité anale du paquet hémorrhoïdaire. Lorsque cette peau est assez bien conservée, on peut la disséquer même sur une petite étendue de façon à diminuer la hauteur de l'espace qui devra être comblé par l'abaissement de la muqueuse.

La manœuvre est ainsi faite successivement pour les trois autres bourrelets. On s'assure alors que l'extirpation a été aussi complète que possible et si l'on trouve quelques vaisseaux dilatés oubliés par les ciseaux, on en achève l'extirpation.

On fait alors l'hémostase en liant avec des fils de

soie fine tous les vaisseaux qui donnent; il faut quelquefois mettre de dix à quinze ligatures.

Cependant la muqueuse est remontée à l'intérieur du rectum; on va la chercher avec des pinces et on l'abaisse par une traction douce. Il est toujours très facile de l'amener au contact de la peau. Il faut alors procéder à la suture. Celle-ci est faite avec des fils de catgut de gros volume pour éviter d'avoir à se préoccuper plus tard de l'ablation des fils.

On met deux rangées de sutures : l'une profonde, destinée à fixer le rectum, doit embrasser largement la peau et surtout la muqueuse. Elle doit prendre au moins un centimètre et demi de cette muqueuse pour éviter sa déchirure prématurée. Cette suture profonde se compose de quatre à six fils disposés régulièrement tout autour du rectum. La suture superficielle ou d'affrontement est faite aussi avec du catgut; elle s'efforce d'unir aussi exactement que possible la muqueuse à la peau.

L'opération est alors terminée. Large irrigation du champ opératoire; on retire le tampon protecteur introduit dans le rectum. Comme pansement, on saupoudre d'iodoforme la ligne des sutures; on place dans le rectum un gros drain entouré de gaze dont l'extrémité affleure l'anus et qui est destiné à permettre l'issue des gaz. On recouvre le tout de gaze salolée et d'un pansement maintenu en place par un bandage approprié.

Le régime lacté absolu est ensuite continué pendant huit jours; on donne au malade dans les premiers jours 10 centigrammes et plus tard 5 centigrammes d'extrait thébaïque.

Le huitième jour on change le pansement ; on s'assure que les sutures ont tenu, et on donne un léger purgatif huileux. La première selle en général douloureuse est facilitée par un lavement de glycérine. A partir de ce moment le malade peut se lever et reprendre son alimentation habituelle. Les selles restent un peu pénibles pendant une huitaine de jours, puis la guérison est complète.

# CHAPITRE III

## INDICATIONS OPÉRATOIRES ET CHOIX DU PROCÉDÉ

Avec la grande majorité des chirurgiens, nous pensons que la plupart du temps les hémorrhoïdes ne doivent pas être l'objet d'un traitement chirurgical. Des soins hygiéniques, le traitement médical des accidents légers : comme les poussées fluxionnaires, la procidence passagère, des hémorrhagies faibles, suffisent presque toujours à assurer au malade une existence très supportable.

Les hémorrhoïdes ne deviennent chirurgicales que lorsqu'elles s'accompagnent d'accidents sérieux, devenant intolérables pour le malade en mettant sa vie en danger. Le chirurgien a donc à traiter plutôt les complications des hémorrhoïdes elles-mêmes. Parmi ces accidents, nous laissons volontairement de côté tous ceux qui relèvent des hémorrhoïdes externes seules ; leur inflammation, leur suppuration ne prêtent pas à des discussions importantes au point de vue du traitement qui leur convient.

Les accidents des hémorrhoïdes internes qui amènent le plus souvent à une intervention sont d'abord le prolapsus, lorsque celui-ci se répète fréquemment et devient constant, ou bien encore lorsque la réduction est difficile. On opère encore des hémorrhoïdes lorsqu'elles deviennent le siège de poussées fluxionnaires incessantes qui s'accompagnent de douleurs vives au point de rendre parfois l'existence absolument intolérable. On opère surtout les hémorrhoïdes lorsqu'elles déterminent des hémorrhagies abondantes, capables parfois par leur répétition de produire un état d'anémie grave et de mettre en jeu la vie des malades. Enfin, une dernière indication opératoire résulte des accidents d'ulcération et de gangrène dont deviennent quelquefois le siège les hémorrhoïdes procidentes. Disons cependant que plusieurs chirurgiens, et en particulier M. Ricard, sont d'avis d'attendre dans ces cas l'évolution spontanée.

Connaissant ces indications opératoires, comment allons-nous pouvoir les remplir avec les différentes méthodes de traitement que nous avons décrites au cours de ce travail? Pour voir les indications particulières à chacune d'elles, il nous faut les passer rapidement en revue et montrer quels sont leurs inconvénients et leurs résultats.

La dilatation a été employée très souvent pour combattre tous les accidents possibles des hémorrhoïdes. Son action est merveilleuse et son indication indiscutable et indiscutée lorsque les hémorrhoïdes s'accompagnent d'ulcérations donnant le syndrôme de la fissure anale. Mais quelle est son action sur les hémorroïdes elles-mêmes? On dit généralement qu'à la suite de la dilatation, on voit les bourrelets hémorrhoïdaires se flétrir, ce qui laisse espérer leur atrophie ultérieure. La dilatation est considérée, en outre, comme pouvant avoir une influence heureuse dans des cas d'hémorrhoïdes procidentes et douloureuses et même dans des cas d'hémorrhoïdes s'accompagnant d'hémorrhagies. Que ces bons résultats aient pu être notés quelquefois immédiatement après l'intervention, cela n'est pas douteux. En faisant cesser la contracture du sphincter, on supprime la plupart du temps les phénomènes douloureux et on peut, quelquefois peut-être, faire ainsi rétrocéder une poussée et diminuer les hémorrhagies qu'elle causait.

La dilatation peut donc faire cesser immédiatement certains accidents des hémorrhoïdes, mais elle ne protège pas le malade contre leur retour et on connaît aujourd'hui des cas nombreux dans lesquels il a fallu faire suivre la dilatation d'interventions plus complexes. M. Reclus en a rapporté des exemples probants, et d'autre part la thèse de Rosenbaum (1) aboutit à cette conclusion que la dilatation est sans influence sur l'évolution des hémorrhoïdes. Nous admettons donc la dilatation dans les cas d'hémorrhoïdes avec fissure; dans les autres cas, on pourra y recourir quelquefois comme méthode palliative immédiate, mais sans lui demander une guérison véritable et prolongée.

Nous arrivons maintenant aux méthodes opératoires proprement dites employées dans les hémorrhoïdes. Nous laissons de côté les injections interstielles vantées par les Américains, que nous ne pouvons discuter faute de faits nous permettant de juger cette méthode.

(1) Rosenbaum, thèse de Paris, 1895.

Il nous reste donc à discuter les indications de deux méthodes : la ligature et l'excision au thermo-cautère.

Nous croyons que ces deux méthodes sont bonnes et qu'elles trouvent leurs indications dans un grand nombre de cas. La ligature serait peut-être préférable lorsqu'il s'agit de paquets tout petits faciles à pédiculiser. La cautérisation s'appliquerait plutôt aux masses assez grosses pour donner un pédicule large et ces deux méthodes judicieusement employées ont donné et donneront encore d'excellents résultats. Ce n'est pas à dire qu'elles n'aient pas quelques inconvénients. La ligature passe pour être douloureuse. La cautérisation a contre elle ce fait que la plaie créée dans le rectum est d'une cicatrisation lente et qu'il n'est pas rare d'observer, au moment de la chute des eschares, des hémorrhagies assez importantes pour nécessiter parfois le tamponnement du rectum. De plus, ces méthodes ont toutes deux l'inconvénient de créer une plaie qui est et demeure intra-rectale et expose dans une certaine mesure aux accidents infectieux qui peuvent résulter de la stagnation à leur contact des matières accumulées dans l'ampoule rectale.

Malgré ces inconvénients, la ligature et la cautérisation sont des méthodes simples qui donnent en somme rarement lieu à des accidents, et nous croyons qu'il faut les conserver toutes les fois que l'on a affaire à des paquets hémorrhoïdaires peu nombreux et séparés les uns des autres par des intervalles de muqueuse saine.

L'indication principale de l'excision complète des hémorrhoïdes par la méthode de Whitehead résulte donc des conditions locales. Cette méthode s'applique aux cas dans lesquels les paquets hémorrhoïdaires nombreux ont envahi toute la circonférence du rectum et où les interventions plus économiques et plus simples, dont nous venons de parler, seraient manifestement insuffisantes. Ainsi comprise, l'extirpation des hémorrhoïdes ne cherche pas à détrôner les anciennes méthodes, elle vient seulement les compléter.

Les reproches que l'on peut lui faire sont: d'abord, d'être une opération véritable qui dure de trois quarts d'heure à une heure et mérite, quoiqu'on en ait dit, le nom d'opération sanglante. Mais les suites opératoires sont si simples, dans la plupart des cas, que cette opération ne peut être considérée comme ayant une gravité véritable, hors de proportion avec le résultat à obtenir.

Nous avons, il est vrai, dans nos observations, un cas dans lequel une hémorrhagie abondante s'est produite le sixième jour, avec une intensité assez grande pour prolonger notablement la convalescence du malade [1]. Mais il faut reconnaître que cet accident a été rarement noté jusqu'ici. Nous ne connaissons qu'un cas de M. Delorme, où une hémorrhagie survint le deuxième jour. Trois fois on a noté une hémorrhagie immédiate (MM. Quenu et Reclus, Whitehead cité par Penrose) et celles-ci doivent être mises sur le compte d'une hémostase opératoire insuffisante. De plus, chez notre malade, les conditions capables de favoriser cet accident se sont trouvées réunies à un haut degré. Il s'agissait d'une variété d'hémorrhoïdes très vasculai-

[1] Observation VI.

res, au point que cliniquement elles auraient presque mérité le nom d'hémorrhoïdes artérielles ; et ce malade indocile avait mangé prématurément, ce qui détermina une selle le sixième jour.

La plupart des objections qui ont été faites à la méthode de Whitehead se fondent sur la crainte d'un rétrécissement survenant dans la suite, en raison de l'insuffisance de l'affrontement de la muqueuse rectale avec la peau anale. A la vérité, cet accident a été observé. Dans un cas de Whitehead, rapporté par Kelsey, les sutures cédèrent et il se produisit un rétrécissement. Mais de tels faits sont tout à fait exceptionnels et, dans les observations qui ont été rapportées jusqu'ici, comme chez nos malades, on voit que toujours la réunion a été suffisante pour empêcher l'ascension de la muqueuse rectale et éviter les inconvénients qui pourraient en résulter.

Sans doute, il faut avoir présent à l'esprit cet inconvénient et prendre toutes les précautions possibles pour l'éviter, au moment où l'on fait les sutures, et, malgré cela, il n'est pas rare de voir quelques points de suture coupés et un peu de désunion se faire à quelques endroits. Un de nos malades (1) a présenté cet accident et a eu pendant quelques jours des symptômes fissuraires. Nous relevons le même accident, mais sans phénomènes douloureux, chez le malade de l'hémorrhagie. Mais ces petites désunions partielles n'empêchent pas la muqueuse rectale de rester d'une façon générale en contact avec la peau. Sur la cicatrice, ailleurs très mince, cet accident se traduit par ce qu'on

(1) Observation V.

voit un petit espace plus large, recouvert d'un tissu d'apparence muqueuse et qui ne nous a semblé présenter aucune tendance à la rétraction ultérieure.

Au contraire, chez tous nos malades qui ont été revus, les plus éloignés quatorze et quinze mois après l'opération, la défécation se faisait bien, sans effort, et l'examen local montrait une cicatrice linéaire souple au doigt et ne donnant jusqu'ici aucun signe de rétrécissement.

Nous noterons enfin un léger accident qui s'est présenté chez un autre de nos malades [1]. Il a eu dans les jours qui ont suivi l'opération un peu d'incontinence; et actuellement encore il a quelque peine à retenir ses matières lorsqu'elles sont liquides. Mais cet accident est très léger et ne préoccupe pas outre mesure ce malade. Nous notons aussi qu'un autre [2] a conservé un peu de rectite, mais à un degré tout à fait insignifiant.

En somme, nous voyons que l'étude des résultats immédiats et éloignés de l'extirpation des hémorrhoïdes, que nous avons pu faire chez nos malades, est malgré ces petits accidents très favorable. Aussi n'hésitons-nous pas à recommander cette opération dans tous les cas d'hémorrhoïdes développées sur toute ou presque toute la périphérie du rectum. Il nous reste à dire quelques mots des différentes modifications opératoires qui ont été proposées.

Le procédé de M. Quénu a été inspiré surtout par la crainte du rétrécissement ultérieur. Nous croyons que cette crainte n'est pas justifiée, si les sutures

<hr>

(1) Observation I.
(2) Observation IV.

sont bien faites. Par contre, il complique un peu l'opération et a l'inconvénient de conserver une muqueuse le plus souvent malade dont la vitalité est affaiblie et qui peut très bien se sphacéler par la suite et exposer ainsi aux inconvénients que l'on voulait éviter.

Le procédé de M. Reclus, inspiré aussi par l'idée d'éviter le rétrécissement, ressemble beaucoup à celui qui a été employé par M. Nové-Josserand. Il a cependant l'inconvénient d'être trop systématique et de conserver de la muqueuse, fût-elle même malade, et même au prix d'une extirpation incomplète des hémorrhoïdes. Nous dirons plus loin, qu'à notre avis, il faut autant que cela est possible, conserver des lambeaux de la muqueuse, mais que la crainte d'un rétrécissement n'est pas assez justifiée pour empêcher de faire quand cela est nécessaire, l'excision circulaire de la muqueuse.

Nous approuvons sans réserves les modifications qui ont été apportées par M. Delorme au procédé primitif de Whitehead. Il nous semble cependant que le manuel opératoire qui a été employé par M. Nové-Josserand, dans les cas que nous rapportons plus loin, présente sur ce dernier quelques avantages.

D'abord il paraît être d'une exécution plus facile, et dans un cas où l'extirpation avait été commencée suivant le manuel opératoire de Whitehead, on est bien vite revenu au procédé habituel qui paraissait beaucoup plus commode. L'hémorrhagie est peut-être moindre, parce qu'on coupe, dès le début de l'opération, les vaisseaux qui irriguent les hémorrhoïdes, et que ces vaisseaux une fois pincés, il devient facile de faire presque à seu l'extirpation des hémorrhoïdes. Mais l'avantage principal de ce procédé résulte de ce qu'il n'oblige pas à sacrifier, de parti pris et dès le début de l'opération, toute la circonférence de la muqueuse. Il permet, au contraire, tout en faisant l'extirpation complète des hémorrhoïdes, de conserver toutes les fois que cela est possible, des bandelettes même très étroites de muqueuse qui sont laissées en place, restant adhérentes au tissu sous-muqueux, et sans une précaution de plus contre le rétrécissement ultérieur.

Il peut sembler bizarre que la suture puisse se faire aussi régulièrement en laissant ainsi en place quelques fragments de muqueuse. Cependant l'élasticité de la muqueuse rectale est si grande que l'on arrive à faire par ce procédé une suture aussi régulière que dans les autres cas. C'est du moins ce que nous avons observé dans les deux cas où l'on a pu faire une excision complète des hémorrhoïdes, en laissant en place de petites bandelettes muqueuses.

# CHAPITRE IV

## OBSERVATIONS

### OBSERVATION I

*Hémorrhoïdes internes irréductibles. — Hémorrhagies. — Extir-
pation. — Résultat quinze mois après l'intervention*

M... Jean, âgé de 53 ans, matelassier, entre le 26 septembre 1896 dans le service de M. Nové-Josserand, à l'hôpital
de la Croix-Rousse, salle Saint-Pothin, lit n° 15.

Dans ses antécédents personnels on relève des accès de
fièvre intermittente pendant son service militaire en Algérie.
A son arrivée en France, à l'âge de vingt-cinq ans, ces accès
l'ont quitté et n'ont plus reparu depuis. Ce malade se livre en
outre à l'alcoolisme depuis fort longtemps.

Les hémorrhoïdes qui l'amènent à l'hôpital auraient débuté
il y a dix-huit ans. A cette époque il s'aperçut qu'il faisait du
sang en allant à la selle avec de petits filaments blancs; dans
l'intervalle des selles, il remarquait aussi que sa chemise
était tachée.

Les douleurs n'existaient pas ou du moins étaient très peu
marquées.

Pendant longtemps, les hémorrhagies seules, revenant à
intervalles plus ou moins éloignés, furent le seul symptôme,
mais il y a à peu près quatre ans, le malade s'aperçut de
l'existence d'une petite tumeur qui sortait au moment des

selles. Au début, cette tumeur peu volumineuse, rentrait d'elle-même, mais elle acquit peu à peu des proportions telles que la pression des doigts devint bientôt nécessaire pour la faire rentrer.

Depuis huit ou dix jours, la procidence de la tumeur hémorrhoïdaire est devenue permanente. A partir de ce moment les douleurs sont devenues intolérables et tous les efforts que fait le malade pour la faire rentrer, ne font que les augmenter La position assise est impossible, la démarche est tout aussi douloureuse. Le malade avance le corps penché en avant et les jambes écartées, afin d'éviter les moindres frottements. Le décubitus dorsal est devenu impossible. De leur côté les hémorrhagies ont pris une telle intensité qu'elles ont forcé le malade à « se garnir ».

*A l'examen,* on note une pâleur et un amaigrissement très marqués ; en découvrant la région anale, on aperçoit un volumineux bourrelet hémorrhoïdaire occupant toute la circonférence de l'anus ; à sa surface on remarque de nombreuses ulcérations ; l'irréductibilité est manifeste.

Le malade est soumis immédiatement au régime préparatoire : régime lacté absolu, grands lavements.

Le 28 septembre, après anesthésie générale, l'excision est pratiquée suivant le procédé de M. Nové-Josserand. Après dissection de la muqueuse et résection de tout le paquet hémorrhoïdaire, la muqueuse saine, attirée en bas, est suturée à la peau anale avec des fils de catgut.

Les suites furent très simples ; le malade fut maintenu à la diète lactée pendant onze jours. La première selle eut lieu le 4 octobre.

Sortie le 24 octobre, après guérison complète.

Le malade est revu dans le courant du mois de novembre : il accuse une légère incontinence des matières.

*Résultat au bout de quinze mois.* — M... est examiné.

de nouveau le 23 décembre 1897, et voici ce que l'on note :
La région anale ne présente à la vue rien d'anormal ; en entrouvrant les plis radiés, on arrive très vite sur une ligne blanche qui marque la limite de la peau et de la muqueuse. Au-dessus, on voit et on sent quelques irrégularités, quelques bourrelets muqueux, résultat sans doute des sutures ; mais la muqueuse existe bien sur toute la périphérie ; au doigt, le sphincter donne la résistance normale. Le malade déclare aller à la selle très régulièrement et très facilement. Il se plaint seulement de satisfaire rapidement ses besoins, lorsqu'il a de la diarrhée.

## OBSERVATION II

*Hémorrhoïdes internes. — Hémorrhagies. — Excision. —*
*Résultat au bout de quatorze mois*

M⁽ᵐᵉ⁾ F... Catherine, âgée de 35 ans, tisseuse, entre le 28 octobre 1896 à l'hôpital de la Croix-Rousse, salle Sainte-Catherine, lit n° 12. Service de M. le docteur Nové-Josserand.

Il n'y a rien à signaler ni dans ses antécédents héréditaires, ni dans ses antécédents personnels.

On note deux grossesses terminées chacune par un accouchement normal.

C'est après la première grossesse, qui remonte à dix ans, que la malade s'aperçut qu'elle faisait du sang au moment des selles. Au début, les hémorrhagies ne furent pas très abondantes ; elles ne revenaient que tous les trois mois environ, avec une durée de quatre à cinq jours chaque fois.

Mais la seconde grossesse, survenue quatre ans après, aggrava singulièrement ces pertes. Elles se montrèrent dès lors bien plus fréquentes et extrêmement abondantes. Toutefois aucune douleur n'a jamais été ressentie au moment des selles, ni en dehors de celles-ci.

Depuis deux mois environ, la malade est très inquiète sur son état ; les hémorrhagies sont devenues presque continuelles et finalement elle vient réclamer une opération.

*A l'examen*, on remarque d'abord des varices très marquées aux membres inférieurs ; la région anale ne présente rien d'anormal à l'extérieur. Au toucher, le doigt arrive assez facilement sur de petites masses hémorrhoïdaires situées un peu haut et en cercle, mais un peu plus volumineuses du côté gauche. L'effort les rend légèrement procidentes. En raison des hémorrhagies répétées qu'a présentées la malade, on décide une intervention radicale.

La malade est soumise au régime préparatoire.

Le 5 novembre, intervention : On fait la dilatation digitale de l'anus. On trouve du côté gauche une masse hémorrhoïdaire du volume d'une noix. A droite, il y a aussi une tumeur plus petite. En avant et en arrière, la muqueuse est variqueuse, sillonnée de petits vaisseaux bleuâtres, dilatés, mais il n'y a pas de masses saillantes.

On se borne à réséquer les paquets droit et gauche en respectant la muqueuse intermédiaire. La muqueuse est ensuite abaissée facilement et suturée à la peau anale.

Le régime lacté est continué encore pendant douze jours. Le seizième jour, sous l'influence d'un purgatif, première selle. A aucun moment la malade n'a éprouvé la moindre douleur.

Elle sort guérie le 25 novembre.

*Résultat après quatorze mois.* — Nous revoyons M^me F... le 12 janvier 1808. Elle paraît jouir d'une santé parfaite, et n'a plus eu la moindre hémorrhagie. Les selles sont régulières, non douloureuses, il n'existe aucune trace de rétrécissement. La malade paraît très satisfaite des suites de son opération. Le résultat est parfait.

## OBSERVATION III

*Hémorrhoïdes internes procidentes et ulcérées. — Hémorrhoïdes*
*externes. — Excision. — Résultat sept mois après.*

P... Jean, 49 ans, tisseur, est admis, le 6 mai 1897, à
l'hôpital de la Croix-Rousse, dans le service de M. le docteur Nové-Josserand, salle Saint-Pothin, lit n° 42.

On ne signale rien de particulier dans ses antécédents.

Il y a une dizaine d'années, le malade remarqua que ses
selles étaient striées de sang ; la défécation était en outre
douloureuse. Il se fit des lotions d'eau de mauve et les accidents semblèrent disparaître momentanément. Cependant il
conserva une petite tumeur qui sortait de temps à autre, au
moment des selles, lui causant de vives douleurs, mais un
taxis léger la faisait facilement rentrer ; il remarquait en
outre des hémorrhagies fréquentes et abondantes.

Toutefois ces phénomènes ne l'inquiétaient guère, quand,
il y a une dizaine de jours, le malade sentit sa tumeur beaucoup plus volumineuse et plus saillante à l'extérieur. Dès
lors, des envies fréquentes d'aller à la selle sans objet ont
obsédé le malade. Ce ténesme rectal s'accompagne de douleurs anales et abdominales irradiées à la racine des cuisses.
Ces dernières ont disparu par des lavements répétés.

L'examen local montre sur toute la périphérie de l'anus
un bourrelet circulaire saillant, d'environ deux centimètres,
constitué par des hémorrhoïdes externes non enflammées. En
écartant ce bourrelet on en trouve un second constitué par
des hémorrhoïdes internes procidentes et ulcérées ; ce bourrelet est également circulaire, et il n'y a pas de masses plus
volumineuses les unes que les autres.

*Opération.* — Après préparation du malade, M. Nové-
Josserand fait la dilatation digitale de l'anus, il reconnaît

ainsi que les hémorrhoïdes ne remontent pas très haut dans le rectum. Il trouve une muqueuse saine à environ cinq centimètres de l'anus. Incision circulaire à ce niveau, puis dissection en descendant des hémorrhoïdes jusqu'à l'anus, en divisant la masse en quatre paquets.

Le sphincter externe faisait partie de la masse hémorrhoïdaire, il était traversé par un grand nombre de vaisseaux variqueux, si bien qu'il fallut en quelque sorte sculpter dans les hémorrhoïdes pour pouvoir le conserver. Les vaisseaux variqueux étaient pour la plupart remplis de caillots mous.

La muqueuse est ensuite abaissée et suturée à la périphérie de la peau anale par les procédés habituels.

La première selle a lieu le huitième jour.

Le malade sort guéri le 7 juin.

*Résultat éloigné.* — Il est revu le 19 décembre 1897, c'est-à-dire sept mois après l'opération. La guérison s'est maintenue aussi complète qu'après les premiers jours. Cet homme a pu reprendre son travail dès sa sortie de l'hôpital. Actuellement les selles sont très régulières ; plus d'hémorrhagies, plus de douleurs, nulle gêne au moment de la défécation. Du reste la région anale paraît absolument normale à l'examen comme au toucher. On n'a aucune sensation de rétrécissement au moment où le doigt pénètre dans le conduit ano-rectal. A signaler une petite élevure située à droite, à la limite de la peau et de la muqueuse et due à la suture.

## OBSERVATION IV

*Hémorrhoïdes internes. — Hémorrhagies très considérables. — Extirpation. — Résultat six mois après.*

D..., Stanislas, 44 ans, comptable, entre dans le service de M. le docteur Nové-Josserand, à l'hôpital de la Croix-Rousse, salle Saint-Pothin, lit n° 83, le 15 juin 1897.

Il y a sept ans, le malade constata l'existence d'une petite tumeur mollasse formant bourrelet autour de l'anus, apparaissant seulement au moment des selles, non douloureuse et ne saignant jamais. Mais voici que bientôt après, les hémorrhagies apparaissaient, accompagnées de douleurs très vives au moment de la défécation. Ces douleurs intenses se compliquaient d'épreintes très pénibles, disparaissant pendant quelque temps pour revenir au moindre excès, ou même sans aucune cause.

A ce moment, le malade vit un médecin qui lui ordonna des lavements très chauds; cette médication procura au malade un soulagement notable, les hémorrhagies et les douleurs paraissaient s'être amendées. Mais elles ne tardèrent pas à recommencer. Les hémorrhagies devinrent si abondantes au moment des selles, que le malade était obligé pour les arrêter de se servir d'un tampon fabriqué avec un morceau de linge maintenu fortement au niveau de l'anus. Ce tamponnement durait de quatre à cinq minutes, et le malade se relevait, mais bientôt de faux besoins se faisaient sentir, donnant lieu seulement à un écoulement de sang.

Depuis quelque temps, ces phénomènes se répètent plusieurs fois dans la journée; le malade a dû abandonner sa profession, il reste confiné chez lui en proie à des idées mélancoliques. Il nous avoue qu'à plusieurs reprises, il a été sur le point de se suicider. Il dit avoir perdu 7 kilogrammes dans l'espace de trois mois.

Au moment de l'examen, on ne voit rien d'anormal à la région anale. Le toucher permet de percevoir au-dessus du sphincter l'existence de plusieurs paquets volumineux occupant presque toute la circonférence du rectum. Le malade est invité à faire un effort, et immédiatement un bourrelet volumineux, saignant, fait hernie à travers l'anus. Jamais, au dire du malade, le bourrelet qui sortait depuis fort longtemps au moment des selles, n'a été à aucun moment irréductible ; il parvenait toujours à le faire rentrer sous un taxis facile, quelquefois prolongé.

On pratique chez ce malade l'excision complète des deux ou trois paquets hémorrhoïdaires, en laissant toutefois en avant et en bas une bandelette de muqueuse saine.

Les suites de l'opération sont très simples ; on note seulement un peu de dysurie les premiers jours. La première selle a lieu le huitième jour. Le malade sort guéri.

*Résultat six mois après l'opération.* — Il est revu le 23 décembre 1897. On note une légère tendance à la constipation, avec les signes d'une rectite légère. Les hémorrhagies n'ont plus reparu ; les selles sont faciles malgré la constipation et nullement douloureuses.

A l'aspect extérieur, la région anale est normale ; la muqueuse descend jusqu'au contact de la peau, donnant ainsi naissance à une cicatrice blanche, molle et dépressible, de la largeur d'un millimètre, interrompue seulement en haut et en bas.

Le toucher permet de constater que la muqueuse est absolument saine et a conservé toute son élasticité.

## OBSERVATION V

*Hémorrhoïdes internes. — Hémorrhagies. — Excision. — Résultat*
*au bout de six mois.*

S..., Raphaël, 43 ans, maçon, entre le 16 juin 1897, dans le service de M. le docteur Nové-Josserand, à l'hôpital de la Croix-Rousse, salle Saint-Pothin, lit n° 17.

Début des hémorrhoïdes il y a 5 ans. Le malade s'aperçut à ce moment de l'existence d'une petite tumeur molle, indolore, située au pourtour de l'orifice anal. Ce ne fut que quelque temps après qu'apparurent les hémorrhagies et les douleurs au moment de la défécation.

Le malade est surtout effrayé par ses hémorrhagies qui sont, dit-il, très abondantes, et il est souvent obligé de rester longtemps à la chaise après la défécation à ne faire que du sang.

Depuis quelques mois, chaque fois que le malade va à la selle, le paquet hémorrhoïdaire sort, mais rentre sous un taxis léger.

A l'examen, on constate, après effort du malade, l'existence d'un très gros paquet hémorrhoïdaire assez tendu et ulcéré que l'on fait rentrer avec assez de difficulté.

Le malade est opéré suivant la méthode d'excision sanglante avec suture cutanéo-muqueuse.

Aucun phénomène important n'est signalé dans les jours qui suivent l'opération. La première selle a lieu le septième jour.

Le malade sort au commencement du mois de juillet.

Il est vu chez lui le 10 juillet. Il se plaint de vives douleurs qui laissent deviner l'existence d'une fissure. On constate, en effet, l'existence en avant d'une fissure qui est due à ce que l'intestin est un peu remonté à ce niveau. On ordonne au malade le repos le plus absolu en même temps qu'un suppositoire iodoformé et opiacé. Ces accidents fissuraires s'amendèrent du reste rapidement.

*Résultats six mois après l'intervention.* — S... est examiné le 21 décembre 1807 et voici ce que l'on note à l'inspection. La région anale paraît normale à l'extérieur. Lorsqu'on écarte et qu'on déplisse les plis radiés, on voit qu'au niveau de la réunion de la muqueuse avec la peau, il existe un petit sillon blanchâtre le long duquel on trouve, de loin en loin, quelques petites élevures qui sont les restes de la suture.

Au toucher, on sent quelques irrégularités au niveau de la

réunion de la peau avec la muqueuse et, au-dessus, on trouve la muqueuse parfaitement mobile et souple.

Le malade se trouve très bien et ne souffre absolument plus de son rectum, il n'a eu aucune nouvelle hémorrhagie. La défécation se fait bien, sans effort. Les matières sont bien moulées et présentent une forme normale.


## OBSERVATION VI

*Hémorrhoïdes internes. — Excision. — Hémorrhagies le sixième jour. — Résultat quatre mois après l'intervention.*

L... Joseph, âgé de 50 ans, entre le 20 juillet 1897 dans le service de M. le docteur Nové-Josserand, à l'hôpital de la Croix-Rousse, salle St-Pothin, lit n° 25.

Ce malade ne présente rien de particulier à noter dans ses antécédents.

Il fait remonter le début de ses hémorrhoïdes à 15 ou 16 ans. Au moment des selles, des hémorrhagies abondantes se produisaient et persistaient souvent longtemps après. Quelques mois plus tard les douleurs apparurent. Elles n'étaient jamais bien intenses au moment de la défécation, mais il arrivait assez souvent que le paquet hémorrhoïdaire sortait, devenait turgescent et ne pouvait plus rentrer.

A ce moment, les douleurs étaient terribles, le malade ne pouvait s'asseoir et ne savait quelle position prendre. Cet état persistait pendant un ou deux jours avec des intervalles de calme et de paroxysmes. Ces accidents se répétaient assez fréquemment et se terminaient le plus souvent par gangrène et « chute d'un morceau de chair » suivant l'expression du malade.

Actuellement le malade est pâle, ses muqueuses sont décolorées ; l'appétit est bien conservé, mais la perte des forces et l'amaigrissement sont très marqués par suite des hémorrhagies répétées.

*Examen local.* — On note la présence d'un petit bourrelet externe de la grosseur d'une noisette, non douloureux, ne diminuant pas par la pression. En écartant les plis radiés de l'anus et en invitant le malade à pousser, on voit sortir, sur tout le pourtour de l'orifice, de petites masses violacées, lisses.

Au toucher, on perçoit assez haut, jusqu'à 3 ou 4 centimètres et sur tout le pourtour, des tumeurs mollasses, assez douloureuses, surtout marquées à gauche et formant ailleurs de véritables brides.

Le 26 juillet, après un régime préparatoire, le malade subit l'excision par le procédé ordinaire. Au. cours de l'opération, on remarque que les hémorrhoïdes sont très vasculaires ; partout on sent battre des vaisseaux et s'il existait des varices artérielles, celles-ci mériteraient bien cette dénomination. L'hémostase est très difficile et forcément incomplète.

*Suites opératoires.* — Le malade accuse des douleurs tout le reste de la journée ; elles persistent encore le lendemain de l'opération pendant toute la journée, puis finissent par disparaître. Tout semble désormais marcher à souhait.

Mais au sixième jour, des hémorrhagies abondantes se déclarent ; elles persistent le lendemain et le surlendemain et s'arrêtent sous l'influence de la compression exercée sur l'anus par un gros tampon et l'administration à l'intérieur de l'ergotine.

Voici ce qui s'était produit : Le malade, malgré la défense qui lui en avait été faite, commet la grave imprudence de manger le quatrième et le cinquième jour après l'opération. Une selle se produit et le passage trop précoce des matières fécales sur la plaie était seul la cause de cette grave hémorrhagie. On remarque en outre qu'un point de suture a lâché. On constipe à nouveau le malade et tout rentre dans l'ordre.

Le 12 août, le malade va à la selle, il se produit une toute petite hémorrhagie qui s'arrête d'elle-même. Le malade est toujours faible, il a conservé son teint jaune pâle.

Le 20 août, apparition d'un œdème localisé aux membres inférieurs et surtout à la face dorsale du pied. Les urines examinées ne contiennent pas d'albumine. Rien à l'auscultation du cœur. Cet œdème est probablement d'origine cachectique.

Le 1er septembre, on note de temps à autre quelques petites douleurs, avec sensations de brûlure. L'examen local révèle sur le pourtour de l'orifice anal, au point de réunion de la peau et de la muqueuse, quelques bourrelets muqueux trahissant l'imperfection de la suture cutanéo-muqueuse.

L'état général du malade se relève peu à peu; les hémorrhagies ne se reproduisent plus, il quitte l'hôpital le 20 septembre.

*Résultat après quatre mois.* — Nous voyons L.., le 10 janvier 1898. En écartant les plis radiés, on remarque qu'en bien des points, la peau n'adhère pas à la muqueuse d'une manière intime ; à gauche surtout, la peau et la muqueuse sont réunies par des bandelettes de tissu muqueux. Sur tout le pourtour de la cicatrice on note la présence d'élevures nombreuses.

Au toucher, le sphincter paraît avoir une tonicité normale; il ne paraît pas y avoir trace de rétrécissement ; la muqueuse rectale paraît normale. Les selles sont très régulières, nullement douloureuses ; nulle trace d'hémorrhagie. La santé générale s'est très bien rétablie, le malade a repris son travail depuis plus de trois mois.

## OBSERVATION VII

*Hémorrhoïdes internes procidentes. — Douleurs vives. — Excision.
Résultat quatre mois après l'intervention.*

H..., Charles-Pierre, 23 ans, sapeur-pompier, entre le
20 juillet 1897, à l'hôpital de la Croix-Rousse, dans le service
de M. le docteur Nové-Josserand. Salle Saint-Pothin, lit
n° 35.

On note dans ses antécédents héréditaires que sa mère et
un de ses frères ont des hémorrhoïdes depuis fort longtemps.
Quant à lui, il n'accuse aucune affection qui mérite d'être
signalée, sauf une constipation des plus tenaces.

Il y a environ six ans, le malade remarqua que ses selles
s'accompagnaient d'un écoulement sanguin notable. Peu de
temps après, il constatait également au moment de la défécation, l'existence d'une petite tumeur qui provoquait de vives
douleurs au moment où le malade cherchait à la faire rentrer. Il arrivait souvent que la tumeur, malgré tous les
efforts qu'il faisait pour la remettre en place, demeurait irréductible. C'était alors pendant un jour ou deux un véritable
supplice pour le malade, dont la démarche était très pénible
et qui ne savait quelle position prendre pour se procurer un
soulagement passager.

Ces accidents se répétaient fréquemment avec des alterna-
tives de paroxysmes et de rémissions.

Il y a huit jours, au moment d'une selle, une tumeur plus
grosse que d'ordinaire et que le malade compare au volume
du pouce, se fait jour à travers l'anus. Le malade multiplie
vainement ses efforts pour la faire rentrer, mais plus il la
pousse, plus les douleurs sont vives. Il court chez un médecin
voisin qui lui ordonne une pommade ; le soir la tumeur finis-
sait par disparaître.

Les accidents ne devaient pas tarder à se reproduire. En effet, la selle suivante qui se produisit quatre jours après, amena la procidence d'un nouveau bourrelet volumineux. Mêmes efforts du malade ; quarante-huit heures après il parvenait à le faire rentrer. Mais devant ces accidents réitérés, il demande à être admis à l'hôpital de la Croix-Rousse.

A son entrée, le 29 juillet, on aperçoit en écartant les plis radiés une hémorrhoïde externe de la grosseur d'une noisette sur le côté gauche. Puis en invitant le malade à faire un effort, on voit se précipiter au dehors une masse rosée, lisse, qui rentre aussitôt.

Au toucher, on perçoit assez haut et sur tout le pourtour du rectum des brides qui accrochent le doigt à l'aller et au retour, et qui alternent avec des tumeurs mollasses difficiles à pédiculiser, douloureuses à la pression.

Le malade est soumis au régime spécial : lavements, purgatif, régime lacté pendant trois jours.

2 août. — Intervention. Anesthésie générale. L'excision est pratiquée suivant le procédé ordinaire.

Suites très simples. Première selle le huitième jour. Le malade quitte l'hôpital le 15 août.

*Résultat au bout de quatre mois.* — Nous revoyons H... le 17 janvier 1898. En entrouvrant l'anus, on aperçoit une cicatrice très fine et très pâle, absolument circulaire.

Partout la peau anale est directement en contact avec la muqueuse. Si on promène le doigt sur cette cicatrice, on sent qu'elle est molle et nullement résistante.

D'autre part le sphincter offre au doigt une tonicité normale, et la muqueuse paraît souple et élastique dans tous les points. Le malade est du reste enchanté des résultats de son opération ; il n'a plus souffert à aucun moment, et malgré un certain degré de constipation qu'il conserve encore, il n'éprouve aucune difficulté à aller à la selle.

## OBSERVATION VIII

(Due à l'obligeance de M. le Professeur agrégé Siraud)

*Hémorrhoïdes internes procidentes. — Excision. — Résultat
deux mois après l'intervention.*

M<sup>me</sup> R..., âgée de 45 ans, a eu deux grossesses ; c'est de la
dernière qui remonte à douze ans, que date la première
apparition des hémorrhoïdes : à ce moment elle remarqua
des bourrelets procidents dans les efforts de défécation ; la
constipation était intermittente. A plusieurs reprises, les
hémorrhoïdes se sont enflammées et même étranglées ; il y a
eu des selles très douloureuses avec expulsion de sang rouge.
Il y a deux mois, crise douloureuse tenace et hémorrhagie
très abondante.

Trois jours avant l'intervention (24 juin 1897) la malade
examinée présente : deux bourrelets d'hémorrhoïdes externes
procidents, l'un, assez volumineux, est rouge bleuâtre et un
peu douloureux au toucher ; le sphincter est un peu contrac-
turé et c'est avec peine qu'on pratique le toucher ano-rectal.
On constate alors au doigt la présence de bourrelets multiples
volumineux remontant au-dessus du canal anal jusque sur la
muqueuse rectale. Pas de varices ailleurs ; état général bon,
sauf un peu d'amaigrissement. Les douleurs locales et les
pertes de sang ont déterminé la malade à réclamer l'intervention.

Celle-ci est pratiquée le 27 juin par M. le docteur Siraud,
avec l'assistance du docteur G... Après anesthésie à l'éther, et
dilatation digitale du sphincter, l'opération est conduite suivant le manuel opératoire de Whitehead. Hémorrhagie peu
marquée, on lie au catgut deux ou trois petites artères.

Les suites opératoires furent très simples. Extrait thébaïque pendant les cinq premiers jours ; lavages locaux. Au bout

du sixième ou septième jour les fils de soie qui avaient suturé la muqueuse à la peau tombèrent d'eux-mêmes. Douleurs locales très peu marquées ; une selle provoquée vers le cinquième jour ne cause ni efforts ni douleurs vives.

Vers le quinzième jour après l'opération, la guérison opératoire était complète et la malade se levait depuis trois jours.

Revue deux mois après l'opération elle ne ressentait plus de douleurs et on n'apercevait plus de bourrelets hémorroïdaires.

## OBSERVATION IX

### (Due à l'obligeance de M. le D' Adenot)

*Hémorrhoïdes internes procidentes.— Hémorrhagies.— Cachexie très marquée.— Excision. — Résultat neuf mois après l'opération.*

M. E... âgé de 40 ans, habitant le département des Hautes-Alpes, vient à Lyon au mois d'avril dernier, porteur d'hémorrhoïdes volumineuses, contre lesquelles il vient solliciter une opération.

Le début de l'affection remonte à 18 ou 19 ans ; c'est en effet pendant son service militaire que le malade remarqua qu'il faisait du sang au moment des selles, et qu'au même moment une petite tumeur, qui rentrait du reste facilement, se faisait jour à travers l'anus, lui occasionnant de légères douleurs. Depuis cette époque, à plusieurs reprises, le malade a eu des poussées qui lui occasionnaient des douleurs très pénibles, l'obligeant à cesser tout travail, et s'accompagnant de l'issue d'un bourrelet très volumineux, demeurant irréductible pendant plusieurs heures et qui ne rentrait qu'au prix d'efforts prolongés.

Tout dernièrement, une crise plus forte que les précédentes a occasionné, en même temps que des douleurs vives, des hémorrhagies très abondantes se répétant avec une extrême fréquence. Le malade est devenu rapidement très pâle et très anémié ; au moment de son arrivée à Lyon, il présente un amaigrissement très prononcé.

M. le docteur Adenot, assisté de M. le docteur C..., pratique l'opération le 30 avril. Après dilatation préalable du sphincter au moyen du dilatateur d'Ambroise Paré, on pratique l'excision des bourrelets hémorrhoïdaires volumineux, par le procédé de Whitehead, modifié par M. Delorme. Le malade était tellement cachectique que l'anesthésie fut d'abord surveillée avec soin, et cependant il fallut faire pendant vingt minutes la respiration artificielle, le malade vers la fin de l'opération ne respirant plus et se refroidissant.

Malgré cet incident, l'opération put être achevée sans encombre ; la muqueuse disséquée sur tout son pourtour et débarrassée de toutes les veines variqueuses fut amenée et, saturée à la peau anale. Un gros tube de caoutchouc, entouré de gaze iodoformée fut placé dans le conduit ano-rectal, et assujetti au moyen d'un bandage en T.

Les suites furent très simples, et malgré le mauvais état général du malade, on n'eut à redouter aucune complication. Après une constipation artificielle produite au moyen de doses journalières d'opium, le malade put, huit jours après l'opération, aller à la selle sous l'influence d'un purgatif. Son état s'améliora progressivement ; les selles restèrent douloureuses pendant quelques jours, mais à aucun moment on ne vit se produire d'hémorrhagie.

M. E... quittait Lyon vers la fin du mois de mai, à peu près complètement rétabli.

Au mois de janvier dernier, M. E... donne sur son état les renseignements suivants. Depuis l'opération les selles n'ont pas cessé d'être régulières ; elles ne sont nullement douloureuses et jamais il n'a aperçu de traces de sang dans ses matières. Il se plaint seulement de douleurs légères lorsqu'il occupe pendant trop longtemps la position assise ; ces douleurs disparaissent dès qu'il se lève et ne se reproduisent pas tant qu'il reste debout. M. E... qui ne pesait que 58 kilog. avant son départ pour Lyon, atteint maintenant le poids de 65 kilog. ; il ne demande qu'une chose, c'est que son état actuel se maintienne longtemps encore.

## OBSERVATION X

### (Due à l'obligeance de M. le docteur Adenot.)

*Hemorrhoïdes gangrenées. — Douleurs vives. — Excision Résultat trois mois après l'intervention.*

B... Jean, 41 ans, cocher, entre le 20 septembre 1807 à l'Hôtel-Dieu, dans la clinique chirurgicale du professeur Poncet, suppléé par M. Adenot. Il occupe le lit n° 1 de la salle Saint-Philippe.

On ne relève rien dans les antécédents héréditaires. Le malade, depuis l'âge de 19 ans, est resté aux colonies, il a eu quelques accès de fièvre mais légers. Revenu en France depuis deux ans, il paraissait jouir d'une bonne santé.

Il y a quelque temps, il s'aperçut de l'existence d'un bourrelet douloureux, au moment des selles. Ce bourrelet restait procident pendant un jour ou deux, infligeant au malade des douleurs intolérables et lui défendant la position assise. Puis tout rentrait dans l'ordre, et les accidents se reproduisaient avec la même intensité quelques jours plus tard.

Le dimanche, 19 septembre, à la suite d'excès de boissons, dont il est du reste coutumier, le malade ressentit au milieu de la nuit une vive douleur à la région anale. Il s'apercevait en même temps de l'existence d'une tumeur formant un bourrelet circulaire autour de l'orifice.

A son entrée à l'hôpital, le lundi matin, on constate les phénomènes suivants : une énorme masse du volume d'une mandarine se fait jour à travers l'anus. Elle est formée par des hémorrhoïdes étranglées, noirâtres, gangrenées par place et ulcérées en certains points. Elles laissent écouler un liquide d'odeur repoussante et si abondant que le lit du malade en est inondé sur un espace de vingt-cinq centimètres carrés, à l'endroit où repose le siège. Le malade accuse en outre des douleurs extrêmement vives. On décide une intervention pour le lendemain.

Opération le 21 septembre par le procédé de Whitehead-Delorme.

Après la section circulaire de la muqueuse au ras de la peau, et au moment où on arrive au niveau du sphincter externe, on trouve dans les bourrelets hémorrhoïdaires de nombreuses petites masses thrombosées. Elles ont une couleur noirâtre, et la plupart s'énucléent sans peine de la poche veineuse qui les contient. On est obligé de les rechercher et de les dénicher pour ainsi dire, car un certain nombre de ces masses hémorrhoïdaires sont plus ou moins perdues ou enchâssées dans l'épaisseur du sphincter externe.

On remonte assez haut dans la dissection, jusqu'à ce qu'on arrive sur une muqueuse saine. Après résection de toute la partie malade qui mesure à peu près quatre centimètres, la muqueuse est attirée en bas et suturée à la peau au moyen de fils de catgut.

Comme pansement, on introduit dans le rectum un gros drain en caoutchouc entouré de gaze iodoformée.

Le malade prend huit centigrammes d'extrait thébaïque par jour.

Le 26 septembre, on constate une réunion complète par première intention, le tube de caoutchouc est enlevé.

Première selle le 30 septembre ; pas de douleur, pas d'hémorrhagie.

Le malade, complètement guéri, quitte l'hôpital dans la seconde quinzaine d'octobre.

Il est revu en janvier 1898, le résultat s'est maintenu aussi bon que le premier jour. B… n'a plus ressenti de douleurs, et actuellement il se montre très heureux d'être débarrassé d'une affection qui l'avait tant tourmenté.

## OBSERVATION XI

(Due à l'obligeance de M. le docteur Rioblanc,
répétiteur à l'École du Service de Santé militaire)

*Hémorrhoïdes internes procidentes. — Opération de Whitehead-Delorme. — Guérison parfaite*

Ch… André, caporal au 96ᵉ de ligne, entre le 19 juin 1804, à l'hôpital militaire Desgenettes, dans le service de M. le docteur Rioblanc, pour des hémorrhoïdes internes.

C'est il y a un mois que le malade s'est aperçu pour la première fois de son affection en remarquant qu'il tachait de sang son linge et souffrait pendant la défécation. Ayant porté la main à l'anus pendant qu'il en souffrait, il y constata l'existence d'une tuméfaction molle de la grosseur d'une noix. Cette tumeur s'est montrée depuis, à chaque défécation, déterminant des douleurs assez vives pour obliger le malade à se reposer un certain temps avant de pouvoir marcher. La réduction se produit spontanément au bout de quelques instants et les douleurs cuisantes et lancinantes éprouvées précédemment se calment alors peu à peu.

Souvent, mais non constamment, la défécation s'accompagne d'hémorrhagies. Dans l'intervalle des défécations, et surtout pendant la station debout et la marche, le malade accuse seulement une très pénible sensation de pesanteur à la région anale.

A l'examen de la région malade, on ne constate rien d'apparent ; mais par le toucher rectal on perçoit au niveau et au dessus du sphincter, sur toute la circonférence de l'intestin, des masses molles qui ne paraissent pas pédiculées. Sous l'influence d'un effort de défécation ces masses apparaissent à l'extérieur sous forme d'un bourrelet entourant l'anus d'un cercle à peu près complet, mamelonné et bleuâtre.

Le diagnostic s'impose : hémorroïdes internes procidentes et douloureuses.

Il n'existe pas de phénomène de rectite ; la constipation est habituelle. Pas d'autres varices, ni au scrotum, ni aux membres inférieurs ; état général excellent.

En raison des douleurs déterminées par ces hémorrhoïdes et de l'étendue des paquets variqueux, M. Rioblanc se décide à en pratiquer l'extirpation.

La veille de l'opération : purgation le matin, potion opiacée le soir. Le matin de l'intervention lavement boriqué.

Le 28 juin, après anesthésie au chloroforme, le malade est opéré suivant le manuel opératoire de Witehead-Delorme.

Les suites ont été absolument nulles. La température n'a pas dépassé 37°,8. La constipation artificielle a été maintenue pendant douze jours à l'aide de doses décroissantes de laudanum et d'une alimentation susceptible de fournir peu de résidus : viande rôtie, lait, chocolat, pain en petite quantité. Cette constipation prolongée a été supportée sans peine et sans inconvénients.

Le 7 juillet (9e jour) les fils ont été enlevés : la réunion était parfaite, sauf au niveau d'un point qui avait coupé et déterminé une petite fissure.

Le 10 juillet, Ch... a pris 45 grammes d'huile de ricin qui ont amené de faciles et abondantes évacuations.

Le 18 juillet, on trouve au fond de la petite fissure signalée, plus haut le fil de soie qui l'avait produite ; on l'enlève et dès lors cette légère ulcération se ferme en quatre ou cinq jours.

Ch... a quitté l'hôpital le 2 août. L'aspect de l'anus était absolument celui d'un anus normal ; la cicatrice linéaire était cachée à l'intérieur de l'anus ; la muqueuse régulièrement plissée, se fronçait sous l'influence des contractions du sphincter ; l'orifice anal admettait le pouce, mais le sphincter se contractait vigoureusement sur le doigt ainsi introduit ; il n'existait donc et il n'y avait à craindre pour l'avenir, ni rétrécissement, ni incontinence ; la défécation se faisait sans douleurs, sans hémorrhagies ; la station et la marche avaient cessé d'être pénibles... bref le caporal Ch... se déclarait, et avec raison, très satisfait du résultat opératoire.

## OBSERVATION XII

(Due à l'obligeance de M. le docteur Siour,
Professeur-agrégé au Val-de-Grâce.)

*Hémorrhoïdes externes et internes. — Douleurs. — Opération de Whitehead-Delorme. — Résultat après 3 mois.*

L... Marius, 24 ans, caporal au 158e régiment d'infanterie, entre à l'hôpital Desgenettes le 18 mai 1805.

Depuis 7 à 8 ans, il se plaint de pertes sanguines fréquentes, mais peu abondantes, dues à l'existence d'hémorrhoïdes volumineuses. Ce qui l'incommode surtout, ce sont les douleurs et la gêne considérable provoquées par l'issue d un volumineux paquet hémorrhoïdaire.

A l'examen, on constate de volumineuses hémorrhoïdes externes et internes : ces dernières remontent à 4 centimètres au-dessus de la marge de l'anus.

Après une préparation de plusieurs jours, consistant en : régime léger, surtout lacté, en purgatifs répétés et en lavements boriqués administrés deux fois par jour, on pratique sur L...., le 28 mai 1895, l'opération de Whitehead-Delorme.

Aucun incident n'est à signaler dans les jours qui suivent l'opération ; la constipation est obtenue pendant dix jours avec une potion laudanisée.

Le malade quitte l'hôpital le 28 juin. Il n'a plus de douleurs depuis 15 jours ; la réunion ayant eu lieu par première intention, il n'y a eu aucun suintement anal. Le sphincter a repris sa tonicité ; les selles sont normales et le doigt introduit dans l'anus ne provoque aucune douleur.

Revu trois mois après, en octobre 1895, L... se montre très satisfait de son opération. La muqueuse anale est absolument saine et aucun bourrelet hémorrhoïdaire ne semble devoir se reproduire.

# CONCLUSIONS

1° L'extirpation complète des hémorrhoïdes suivie de la suture de la muqueuse rectale à la peau, d'après la méthode de Whitehead, est une opération sérieuse, assez longue et sanglante, mais dont les suites sont cependant remarquablement simples. Ses résultats immédiats sont bons, de même que les résultats éloignés dans la mesure où nous avons pu les apprécier sur huit de nos malades. Cette opération mérite donc une place dans le traitement des hémorrhoïdes.

2° La méthode étant admise, on peut recourir aux différents procédés qui ont été proposés et qui ne diffèrent entre eux que par des points de détail d'importance secondaire. Le manuel opératoire employé dans sept cas par M. Nové-Josserand, qui consiste à aborder les paquets hémorrhoïdaires par leur extrémité rectale et à les enlever en les morcelant en quatre masses principales, est d'une exécution peut-être plus facile que les procédés classiques. Il a en tout cas l'avantage de ne pas sacrifier délibérément la muqueuse sur toute sa périphérie et de permettre d'extirper complètement les hémorrhoïdes, en conservant cependant, toutes les fois que cela est possible, des bandelettes même étroites de muqueuse,

3° L'extirpation des hémorrhoïdes doit être réservée aux cas graves et invétérés, où l'on trouve un gros bourrelet hémorrhoïdaire étendu à toute ou à presque toute la périphérie du rectum. Elle prend donc place à côté des autres méthodes plus simples qui seront réservées aux cas de paquets hémorrhoïdaires peu nombreux, distincts et séparés par des intervalles de muqueuse saine. Elle trouve une indication formelle dans l'échec de ces méthodes simples préalablement essayées.

# BIBLIOGRAPHIE


Récamier. — Thèse de Paris, 1800.

Houston. — Dublin, Journal of med. sc., 1843, t. LVII.

Boyer. — Bulletin de Thérapeutique, 1847.

Gosselin. — Leçons sur les Hémorrhoïdes, 1866, et Cliniques chirurgicales de la Charité, 1870.

Kelsey. — New-York méd. Journal, 1882, t. XXXVI.

Allingham. — Med. press. London, 1888.

Cristofari. — Thèse de Paris, 1876.

Langot. — Thèse de Paris, 1883.

Bodenhamer. — New-York méd. Rec., 1877, t. XII, et New-York med. Rec., 1880, t. XVIII.

Whitehead. — Britisch medical Journal, 1882, t. I, et Brit. med. Journ., 1887, t. I.

Vincent. — Dict. Encyclop. des Sc. méd., t. XIII, 4e série.

Kiriac. — Arch. Comm. méd., 1888, n° 6.

Ozenne. — Les Hémorrhoïdes, Paris, 1892.

Delorme. — Bulletin de la Société de Chirurgie, 1892, et Congrès de Chirurgie, 1890.

Reclus. — Communication à la Soc. de Chir., 1892.

Quenu. — Bulletin de la Société Anatom., 1892, т. vi, et Revue de Chirurgie, Paris, 1802.

Quenu et Hartmann. — Chirurgie du Rectum, 1895.

Picqué. — Congrès de Chirurgie, 1896.

Penrose. — Revue des Sciences médic., т. xxxvii.

Martin. — Thèse de Paris, 1893.

Délestang. — Thèse de Paris, 1894.

Rosenbaum. — Thèse de Paris, 1895.

Ané. — Thèse de Paris, 1897.

Reinbach. — Beitrage zur Klinischer Chir., xix, 1.

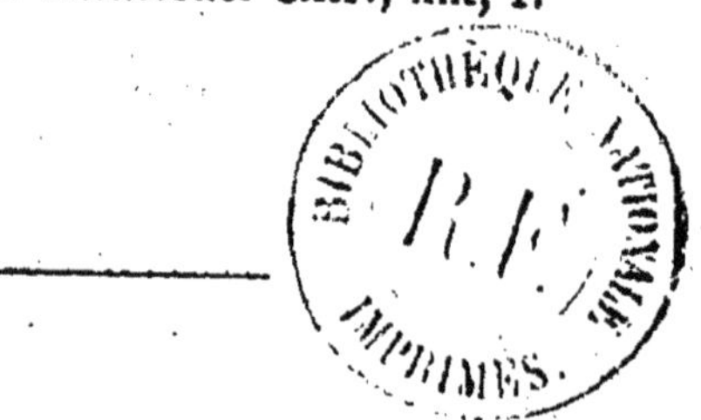

# Table des Matières



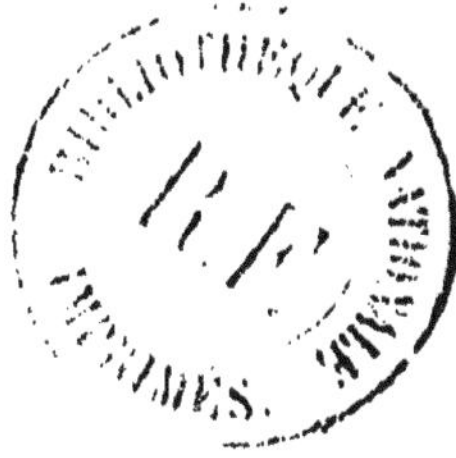